AF475503

INSTRUMENTS D'OBSTÉTRIQUE

DU

PROFESSEUR PAJOT

PAR

Le Docteur F. LOVIOT

CHEF DE CLINIQUE A LA FACULTÉ

PARIS

LIBRAIRIE G. STEINHEIL

2, RUE CASIMIR-DELAVIGNE, 2

1886

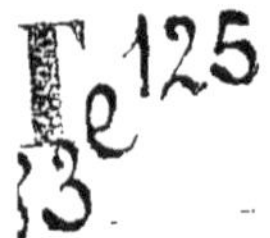

INSTRUMENTS D'OBSTÉTRIQUE

DU

PROFESSEUR PAJOT

PAR

Le Docteur F. LOVIOT

CHEF DE CLINIQUE A LA FACULTÉ.

PARIS
LIBRAIRIE G. STEINHEIL
2, RUE CASIMIR-DELAVIGNE, 2

1886

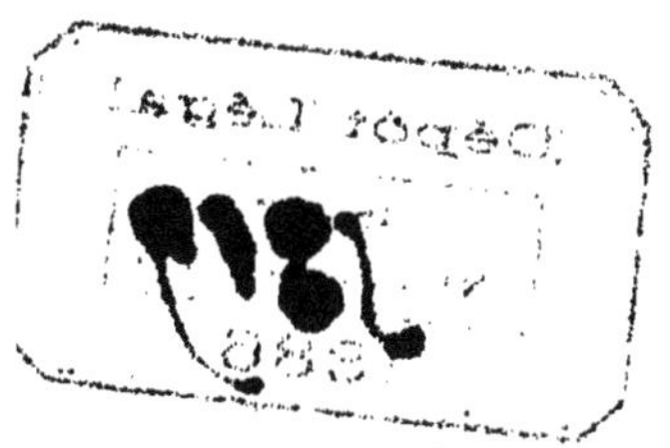

INSTRUMENTS D'OBSTÉTRIQUE

DU

PROFESSEUR PAJOT

La *trousse obstétricale* du professeur Pajot, contient, sous le plus petit volume, tous les instruments d'urgence répondant aux besoins du praticien ordinaire et même de l'accoucheur de profession, à l'exception seulement du céphalotribe qui nécessite une gaine spéciale.

Par un ingénieux mécanisme que nous allons brièvement exposer, les figures annexées au texte en facilitant l'intelligence, le forceps classique, le forceps français devient tour à

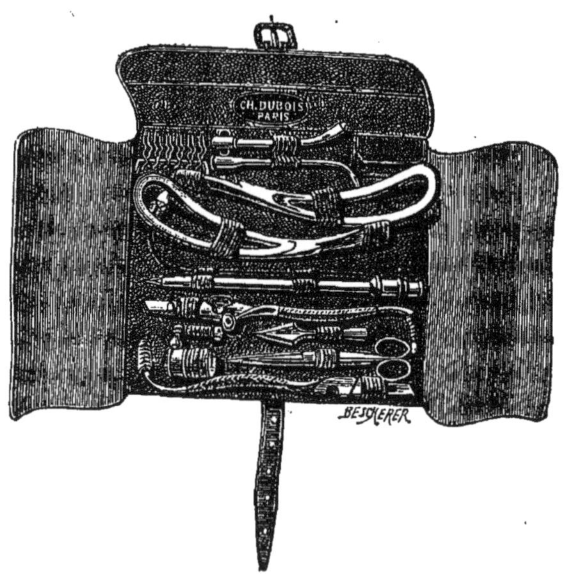

FIGURE 1.

tour, et le plus simplement du monde, selon les nécessités de la clinique : un crochet, un perce-crâne, un trocart, un embryotome, tout en restant, pour les cas ordinaires, le simple forceps que nous connaissons. Ce forceps est brisé (forceps brisé du professeur Pajot), de telle sorte que le manche et la cuiller d'une même branche peuvent être séparés dans l'intervalle des applications et réunis, solidarisés au moment de s'en servir, aussi étroitement, aussi solidement que s'ils ne formaient qu'un tout continu.

Cet avantage est considérable. Il rend le forceps portatif, peu encombrant pour l'accoucheur, peu effrayant pour les intéressés et il peut aisément trouver place dans la trousse obstétricale dont les dimensions sont aussi réduites de moitié. Ce forceps, dont les avantages sautent aux yeux, est aujourd'hui universellement adopté.

Le professeur Pajot a réalisé un autre progrès.

« Souvenez-vous, Messieurs, nous a dit bien des fois le professeur, en nous montrant le crochet aigu et le perforateur annexés aux manches du forceps de Levret, que ce crochet et ce perforateur ont été mis là pour vous rappeler que vous ne devez jamais vous en servir ! »

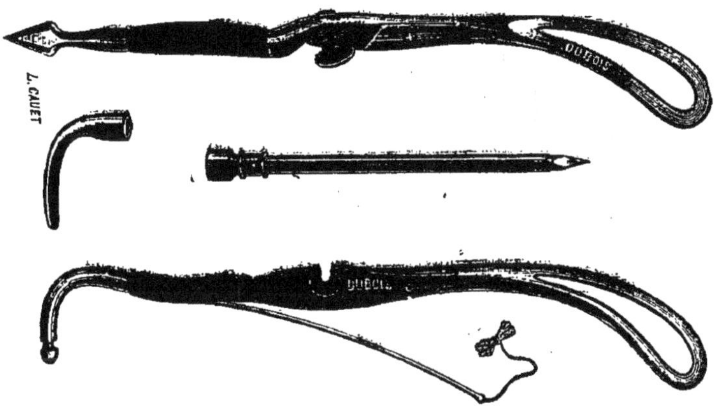

Figure 2.

On sait qu'en dévissant l'olive qui terminait la branche gauche, on découvrait un crochet aigu et qu'en dévissant le crochet mousse de la branche droite on voyait surgir un perforateur. Qu'a fait le professeur Pajot ?

L'extrémité du manche de sa branche gauche est terminée par un crochet mousse.

C'est l'ancien crochet mousse adapté autrefois à la branche droite et rendant les mêmes services. Là n'est donc pas l'innovation. Mais si vous dévissez ce crochet mousse, au lieu du perforateur qui était mauvais, dangereux, vous voyez une vis, dont on ne doit jamais, bien entendu, se servir comme d'un perce-crâne, à l'aide de laquelle on pourra assujettir intimement des pièces séparées contenues dans la trousse, de manière à constituer immédiatement un perce-crâne, un trocart. La figure 2 représente le perce-crâne, analogue à celui de M. Blot, mais moins compliqué (perce-crâne de Marchand), univalve et établi de telle sorte que les bords sont suffisamment mousses pour ne léser en aucune façon la main de l'accoucheur ou les organes maternels.

Voici le perce-crâne monté sur le manche du forceps. Le praticien pourra donc, en quelques secondes, se confectionner un perce-crâne, plus simple qu'aucun autre et ne le cédant à aucun autre au point de vue de la solidité et de la sécurité. N'eût-il pas à sa disposition immédiate le céphalotribe, le médecin, en perforant le crâne, laisse la tête fœtale se vider de tout ou partie de sa matière cérébrale, amoindrissant ainsi son volume et sa résistance, et lui permet de se mouler sur les organes maternels et de les parcourir moins malaisement. Sans compter que la perforation du crâne est la seule opération possible, lorsque l'orifice est incomplètement dilaté et non dilatable soit physiologiquement, soit pathologiquement (cancer du col).

Dans certains cas, rares à la vérité, mais en présence desquels on peut inopinément se trouver, le trocart (V. fig. 5), muni d'une gaine protectrice, remplacera le perce-crâne sur la vis du manche et pourra être utilisé pour ponctionner l'abdomen, le crâne du fœtus (ascite, hydrocéphalie) ou les tumeurs liquides de l'excavation (kystes liquides de l'ovaire, du vagin, etc.).

Le manche de la branche droite, au lieu du crochet ordinaire, est terminé par un crochet cylindrique creux, canaliculé.

C'est dans ce canal qu'on introduira la baleine porte-fouet munie d une olive conductrice.

La baleine sort par une ouverture oblongue que l'on aperçoit à la face externe du manche de la branche droite.

L'olive, lorsque la baleine est entièrement engagée dans le canal creusé dans l'épaisseur du manche, vient s'appliquer sur l'extrémité de ce canal qu'elle obture.

L'extrémité de la baleine est percée d'un orifice qui servira à engager et à fixer la ficelle *fouet.*

La baleine engagée dans le canal et l'olive reposant sur l'extrémité du crochet cylindrique, celui-ci est passé autour du cou du fœtus sur lequel on se propose de pratiquer l'embryotomie ; l'opérateur, qui a eu soin préalablement de fixer sa ficelle fouet à l'extrémité libre de la baleine, repousse celle-ci dans la direction de l'olive qui abandonne le canal qu'elle coiffait et tombe en s'enroulant autour du cou du fœtus.

L'olive, devenue accessible, est saisie par l'opérateur qui l'attire et entraîne anisi la baleine d'abord, la ficelle, *fouet* ensuite ; cette dernière entourant alors complètement le cou de l'enfant et il n'y a plus, en prenant soin de protéger les organes maternels par un spéculum, qu'à pratiquer la section, selon les préceptes du professeur Pajot.

Grâce à cette disposition nouvelle du forceps, celui-ci devient extemporanément un excellent embryotôme.

La trousse obstétricale contient encore un moulin à ergot.

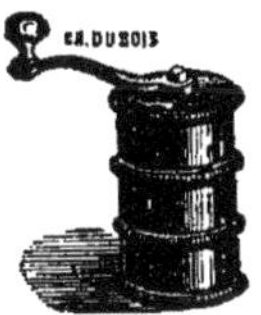

FIGURE 3.

Le praticien ne peut compter, comme on sait, que sur un ergot de seigle fraîchement pulvérisé. Le pulvérisant lui-même, au moment de l'employer, il aura un agent fidèle et évitera, surtout s'il exerce loin des centres, des retards qui pourraient être extrêmement préjudiciables.

Un tube laryngien.

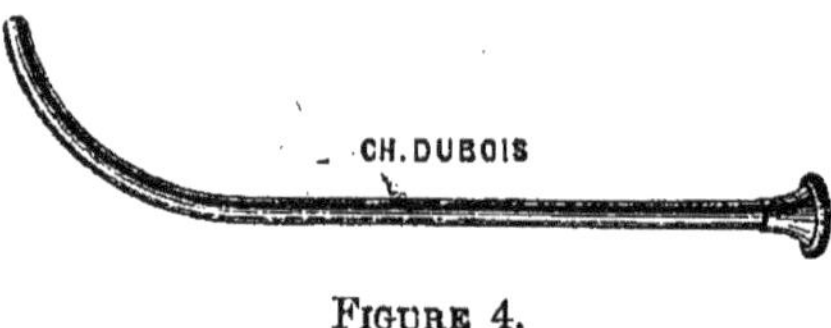

FIGURE 4.

Des serre-fines.

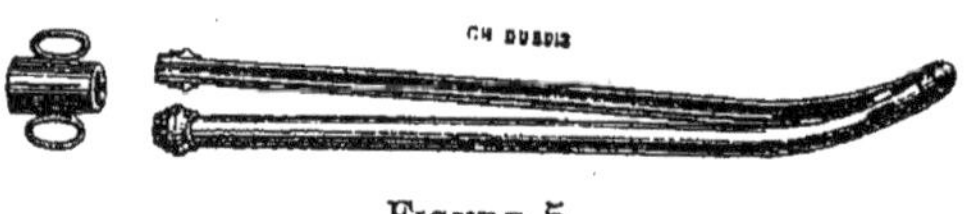

FIGURE 5.

Une sonde uréthrale (sonde uréthrale du professeur Pajot).

Cette sonde est constituée par la réunion de trois pièces, pavillon, deux lames latérales ; l'une des lames supporte le bec de la sonde, l'autre s'adapte sur la première et toutes deux sont réunies par le pavillon à l'aide d'un pas-de-vis.

Les trois pièces qui la composent peuvent donc être dissociées, nettoyées aussi parfaitement que possible et dorénavant, grâce à la sonde uréthrale *démontante* du professeur Pajot, le cathétérisme de l'urèthre ne se pratiquera plus avec des instruments qu'il était absolument impossible de tenir propres, d'autant plus dangereux qu'on ne prenait pas garde aux matières septiques qu'ils renfermaient toujours et qu'on croyait avoir assez fait, lorsqu'on avait plongé l'instrument dans un liquide approprié.

Mais la cavité de l'instrument échappait nécessairement à l'action de ce liquide, et la sonde uréthrale était un agent de septicémie par excellence. Non seulement les accoucheurs mais tous les médecins devront se munir de la nouvelle sonde.

Une sonde intra-utérine.

Cette sonde appartient également au professeur Pajot.

C'est une sonde métallique à simple courant.

Comme la sonde uréthrale, on la démonte et on la nettoie avec la plus grande facilité.

Démontée, elle présente trois pièces.

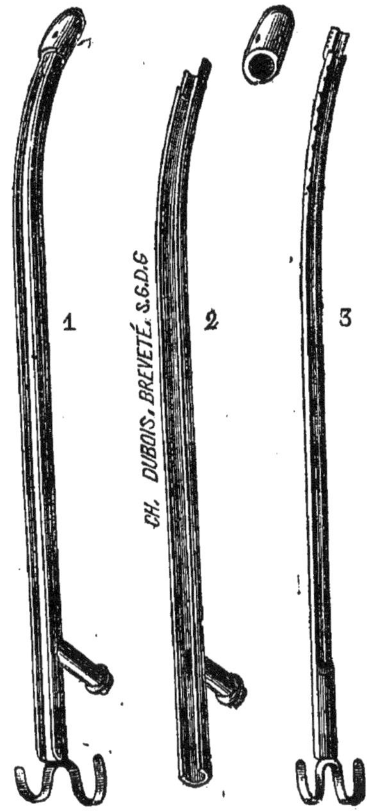

FIGURE 6.

Un bec percé de cinq trous : un en avant, un en arrière, un à droite, un à gauche, un *en haut*, pour que le liquide soit projeté dans la cavité utérine, selon toutes les directions, et qu'aucune région de cette cavité n'échappe à son contact.

Avec les anciennes sondes, dont le bec n'est percé que d'ouvertures latérales, le fond de l'utérus n'est pas irrigué et l'on ne fait qu'une antisepsie incomplète.

Le corps de la sonde, terminé par un pas de vis sur lequel on ajuste le bec de la sonde. Cette pièce est munie au voisinage de son pavillon, d'un petit tube diverticulaire sur lequel on adapte le cylindre de caoutchouc qui conduit le liquide.

Une troisième pièce qui glisse à frottement dans la pièce précédente, interceptant avec elle un canal pour le passage des liquides et pouvant être retirée à volonté, complète l'instrument.

Telle est la sonde intra-utérine du professeur Pajot; la voici montée, les trois pièces réunies.

Elle assure une irrigation complète et parfaite de la cavité utérine, elle se monte ou se démonte avec la plus grande facilité, elle peut être rendue complètement et véritablement aseptique.

Un porte-cordon en caoutchouc durci.

Ce porte-cordon dispense de tous les autres instruments plus ou moins compliqués que l'on a proposés pour le même objet.

C'est une petite baguette en caoutchouc durci, percée à son extrémité supérieure de deux ouvertures séparées par un léger intervalle.

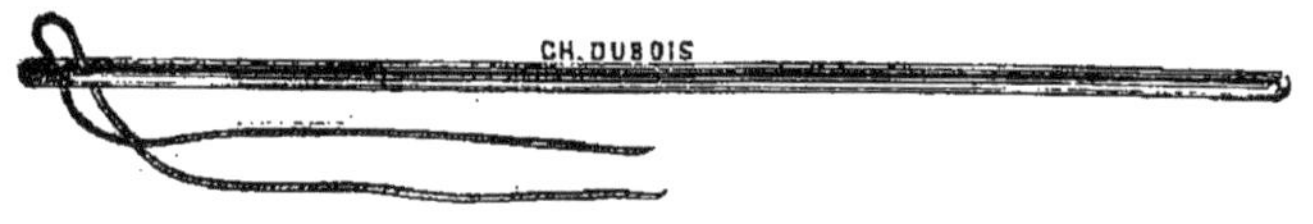

FIGURE 7.

On passe un fil autour du cordon prolabé et chacun des chefs de l'anse ainsi formée est engagé dans un des trous, on rapproche ensuite les deux chefs qu'on attire à soi, le cordon se trouve ainsi appliqué contre la petite baguette avec laquelle il se solidarise.

Ceci fait, cordon et baguette sont portés dans l'utérus, et il suffit alors de lâcher l'un des chefs et d'extraire doucement la baguette pour ramener fil et baguette, le cordon étant redevenu libre. Les deux orifices séparés par une petite épaisseur de caoutchouc ont pour avantage d'empêcher le cordon d'être directement étreint entre les deux chefs du fil et de favoriser le glissement de ce dernier quand on veut le retirer.

Telle est la trousse obstétricale que M. Ch. Dubois, l'habile fabricant d'instruments de chirurgie, a établie d'après les dessins et indications du professeur Pajot. Tous les instruments sont contenus dans une gaine élégante et très portative.

On pourrait, sans modifier beaucoup ce modèle, joindre à la trousse :

La pince à faux germe et la curette à trois grandeurs de cuillers du même auteur.

Muni de cette trousse, l'accoucheur ne sera jamais pris au dépourvu, quelle que soit la difficulté qui se présente.

Un seul instrument, le céphalotribe, en raison de ses dimensions et de son poids, n'a pu trouver place dans la trousse obstétricale. Il est contenu dans une gaine particulière.

Ce n'est heureusement pas un instrument d'urgence et l'opérateur pourra toujours pratiquer la perforation avec le perce-crâne qu'il porte dans sa trousse, laisser à la tête le

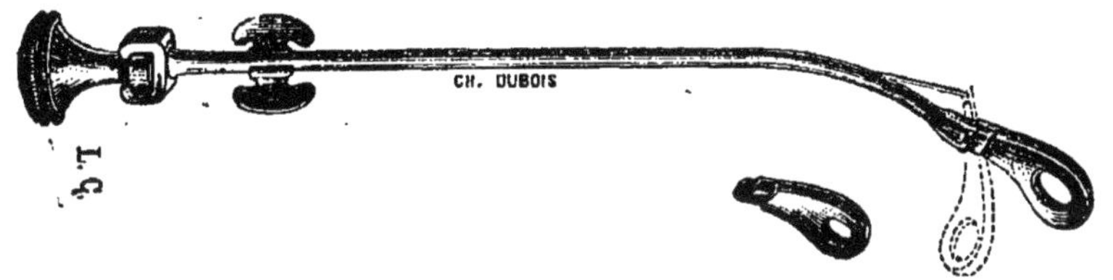

Figure 8.

temps de se mouler et si celle-ci n'est pas expulsée spontanément ou à l'aide d'une application de forceps, son volume étant réduit, recourir un peu plus tard à la céphalotripsie.

Le professeur Pajot, frappé des inconvénients des anciens céphalotribes, a également fait construire par M. Ch. Dubois, un nouveau céphalotribe dont voici le dessin.

Ce céphalotribe a pour but d'empêcher la tête fœtale de glisser et de fuir pendant le broiement, de s'échapper par la partie supérieure et la plus évasée de l'instrument.

La grande difficulté de la céphalotripsie, c'est cet échappement de la tête par en haut, malgré la pression de haut en bas exercée par l'aide sur la tête fœtale au niveau de la région hypogastrique. C'est dans la fixation de la tête que réside le succès de l'opération.

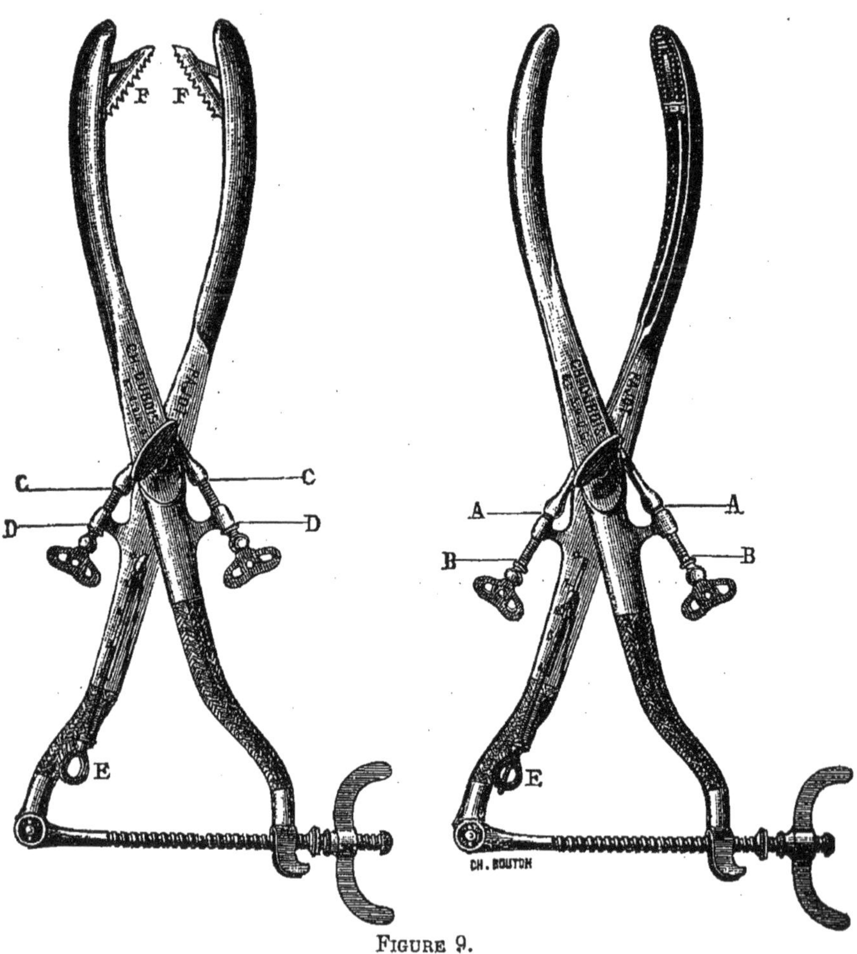

Figure 9.

Or, jusqu'à présent, rien n'assurait cette fixation ; de là des difficultés, de là des échecs.

Avec le céphalotribe du professeur Pajot, la tête bien saisie ne remontera plus pendant le broiement entre les cuillers de l'instrument. Son céphalotribe, qui sera décrit et étudié amplement dans une thèse en préparation, présente à la face interne des cuillers, deux ailettes mobiles qui, pendant qu'on introduit le céphalotribe, sont appliquées sur cette face et font corps avec elle, et qui, une fois les cuillers introduites et l'instrument articulé, s'abaissent en se rapprochant, à l'aide d'un très simple mécanisme, de manière à retenir la tête, à former au-dessus d'elle une barrière infranchissable. La tête ainsi fixée entre les ailettes et la partie articulaire de l'instrument, incarcérée, pourrait-on dire, on commencera le broiement en toute sécurité.

On relèvera progressivement les ailettes, au cours du broiement, pour permettre aux cuillers de se rapprocher de plus en plus et, à la fin du broiement les ailettes étant venues de nouveau s'accoler à la face interne des cuillers, on retire facilement l'instrument, que l'on réintroduira et manœuvrera de même deux ou trois fois (céphalotripsie répétée sans tractions du professeur Pajot), ou bien, si on peut le faire sans violence, on procédera méthodiquement à l'extraction. Ce nouveau céphalotribe retient et broie bien la tête, tant sur le cadavre que sur le vivant. C'est donc un excellent instrument de broiement bien supérieur à tout ce qu'on a proposé jusqu'à ce jour ; comme agent de traction, il participe des avantages et des inconvénients des autres céphalotribes.

Mais le céphalotribe est fait pour broyer, non pour extraire. Le céphalotribe qui broie le mieux est le meilleur.

Il appartenait à l'inventeur de « la céphalotripsie répétée sans traction » de nous donner l'instrument après nous avoir donné l'opération.

En coupant en deux parties chaque branche du céphalotribe, comme M. Pajot l'a fait pour le forceps, le nouveau céphalotribe pourrait trouver sa place dans la trousse. Ce perfectionnement, difficile à réaliser, est, en ce moment, l'objet de nouvelles recherches.

Paris. — Typ. A. PARENT, A. DAVY, succr, imp. de la Faculté de médecine,
52, rue Madame et rue Corneille, 3

BARETTE, prosecteur de la Faculté de Paris. — **Des Néphrites infectieuses au point de vue chirurgical.** 1 vol. in-8. Prix........ 6 fr.
BATAULT. **De l'hystérie chez l'homme.** In-8 avec figures. Prix. 3 fr. 50
BERTHELOT (M.), professeur au Collège de France, membre de l'Institut. — **Les origines de l'alchimie.** In-8 cavalier. Prix.............. 15 fr.
BOURDEL, ancien interne des hôpitaux. — **De la spléno-pneumonie.** 4 fr.
BROCA (A.), ancien interne des hôpitaux. — **Lésions cutanées des membres variqueux.** Prix.. 6 fr.
BRUN (F.), professeur agrégé à la Faculté de Paris. — **Des accidents imputables à l'emploi chirurgical des antiseptiques.** 1 vol. in-8. Prix.. 5 fr.
DALCHÉ, ancien interne des hôpitaux. — **De l'ovarite** (Prix Duparcque 1885). Prix.. 3 fr.
DENUCÉ (Maurice), professeur agrégé à la Faculté de Bordeaux. — **Tumeurs et calculs de la vésicule biliaire.** 1 vol. in-8. Prix.............. 4 fr.
DUBREUILH, professeur agrégé à la Faculté de Bordeaux. — **Des immunités morbides.** Prix.. 5 fr.
FEULARD (H.), ancien interne des hôpitaux. — **Teignes et teigneux. Histoire médicale. Hygiène publique.** Prix.......................... 5 fr.
LAMBLING, professeur agrégé à la Faculté de Lille. — **Des origines de la chaleur et de la force chez les êtres vivants.** Prix.......... 4 fr.
LAUNOIS, ancien interne des hôpitaux (Prix Civiale). — **De l'appareil urinaire des vieillards** 1 vol. in-8, avec 4 planches en lithographie. Prix. 6 fr.
LEGENDRE (P.), ancien interne des hôpitaux. — **Dilatation de l'estomac et fièvre typhoïde** (Valeur sémiologique des nodosités de Bouchard). Prix.. 4 fr.
MOREL-LAVALLÉE, ancien interne des hôpitaux. — **De la symphyse cardiaque.** Prix.. 3 fr. 50
MOUSSOUS, professeur agrégé à la Faculté de Bordeaux. — **De la mort chez les phtisiques.** Prix .... 4 fr. 50
NICOLAS, professeur agrégé à la Faculté de Nancy. — **Des organes érectiles**, avec douze figures. Prix.. 5 fr.
OLLIVIER (A.), professeur agrégé à la Faculté de Paris. — **Etudes d'hygiène publique.** Prix.. 3 fr. 50
PERRIN (L.), ancien interne des hôpitaux. — **De la sarcomatose cutanée.** 290 pages in-8 et 1 planche micrographique en 4 couleurs. Prix. ...... 6 fr.
POUPON (H.), ancien interne des hôpitaux. — **Des pseudo-étranglements par péritonite primitive.** Prix...................................... 4 fr.
RICHARDIÈRE, ancien interne des hôpitaux (médaille d'or). — **Des scléroses encéphaliques primitives chez les enfants.** 1 vol. in-8, avec une planche lithographiée en couleur. Prix................................ 5 fr.
ROUX (F.), ex-chef du service de santé dans l'Inde. — **Traité pratique des maladies des pays chauds** (maladies infectieuses). Prix.......... 8 fr.
SNEGUIREFF, professeur de gynécologie à l'Université impériale de Moscou. — **Hémorrhagies utérines. — Étiologie, Diagnostic et Thérapeutique.** — Édition française rédigée par M. VARNIER, interne des hôpitaux, sous la direction du Dr PINARD, professeur agrégé à la Faculté de médecine, accoucheur de l'hôpital Lariboisière............................ 8 fr.
THOINOT (L.-H.), ancien interne des hôpitaux. — **Histoire de l'épidémie cholérique de 1884 ; origine ; marche ; étiologie générale.** 1 vol. in-8, avec 12 cartes et tableaux lithographiés. Prix.................. 9 fr.
TISSIER, ancien interne des hôpitaux. — **De la castration des femmes ou opération de Battey** (Prix Godard 1884). In-8. Prix.............. 4 fr.

EN PRÉPARATION

DUGUET, professeur agrégé de la Faculté de médecine de Paris. — **Leçons cliniques professées à l'hôpital Lariboisière.**
HAHN, bibliothécaire en chef de la Faculté de médecine, et THOMAS, bibliothécaire à la Faculté. — **Etudes sur la répartition géographique des maladies et sur leur diffusion épidémique.**
De SAINT-GERMAIN et VALUDE. — **Traitement des affections oculaires chez les enfants.**
Travaux du laboratoire de pathologie générale — Publiés sous la direction de M. le Dr BOUCHARD, professeur à la Faculté de médecine.

Paris. Typ. A. PARENT, A. DAVY, succr, imp. de la Fac. de Méd. 52, rue Madame.

www.ingramcontent.com/pod-product-compliance
Ingram Content Group UK Ltd.
Pitfield, Milton Keynes, MK11 3LW, UK
UKHW020232200726
13856UKWH00004B/1731

9 782011 905451